DU LYMPHATISME

DES

MALADIES QU'IL ENGENDRE

ET

DE LEUR TRAITEMENT

PAR

L'eau Minérale du Roucas-Blanc

Par le Docteur Eugène FABRE

MÉDECIN DE L'ÉTABLISSEMENT DES EAUX MINÉRALES DU ROUCAS-BLANC
COMMANDEUR DE L'ORDRE ROYAL DES SAINTS MAURICE ET LAZARE
DÉCORÉ DE PLUSIEURS MÉDAILLES CIVIQUES
MEMBRE DE PLUSIEURS ACADÉMIES
FRANÇAISES ET ÉTRANGÈRES

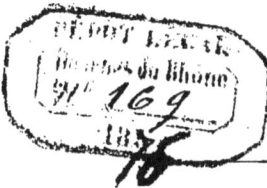

Acta et non verba
Des faits et non des mots.

MARSEILLE

TYPOGRAPHIE SAINT-FERRÉOL (BERNASCON)
Rue Saint-Ferréol, 27.

—

1876

DU LYMPHATISME

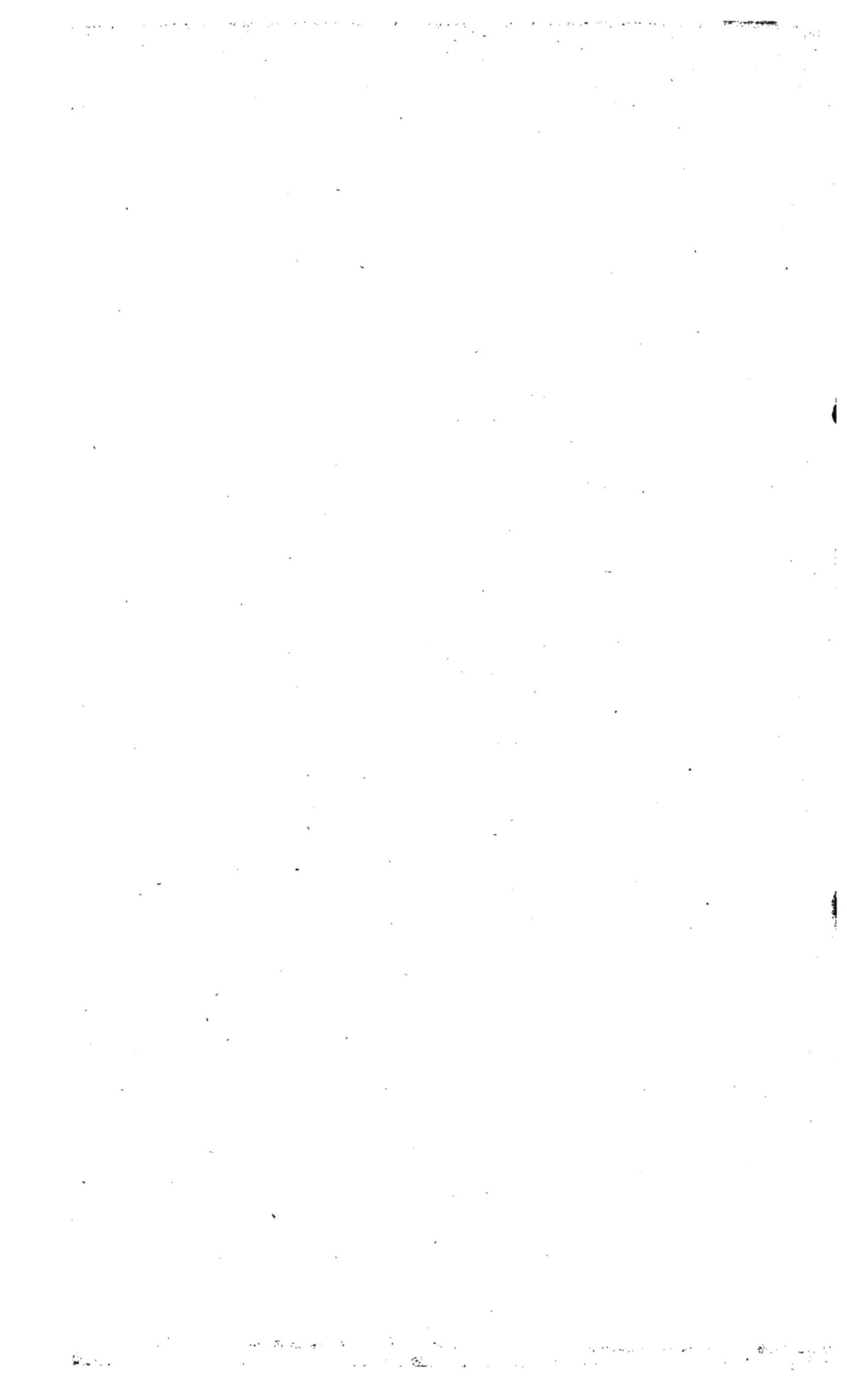

DU LYMPHATISME

DES

MALADIES QU'IL ENGENDRE

ET

DE LEUR TRAITEMENT

PAR

L'eau Minérale du Roucas-Blanc

Par le Docteur Eugène FABRE

MÉDECIN DE L'ÉTABLISSEMENT DES EAUX MINÉRALES DU ROUCAS-BLANC
COMMANDEUR DE L'ORDRE ROYAL DES SAINTS MAURICE ET LAZARE
DÉCORÉ DE PLUSIEURS MÉDAILLES CIVIQUES
MEMBRE DE PLUSIEURS ACADÉMIES
FRANÇAISES ET ÉTRANGÈRES

Acta et non verba
Des faits et non des mots.

MARSEILLE
TYPOGRAPHIE SAINT-FERRÉOL (BERNASCON)
Rue Saint-Ferréol, 27.
—
1876

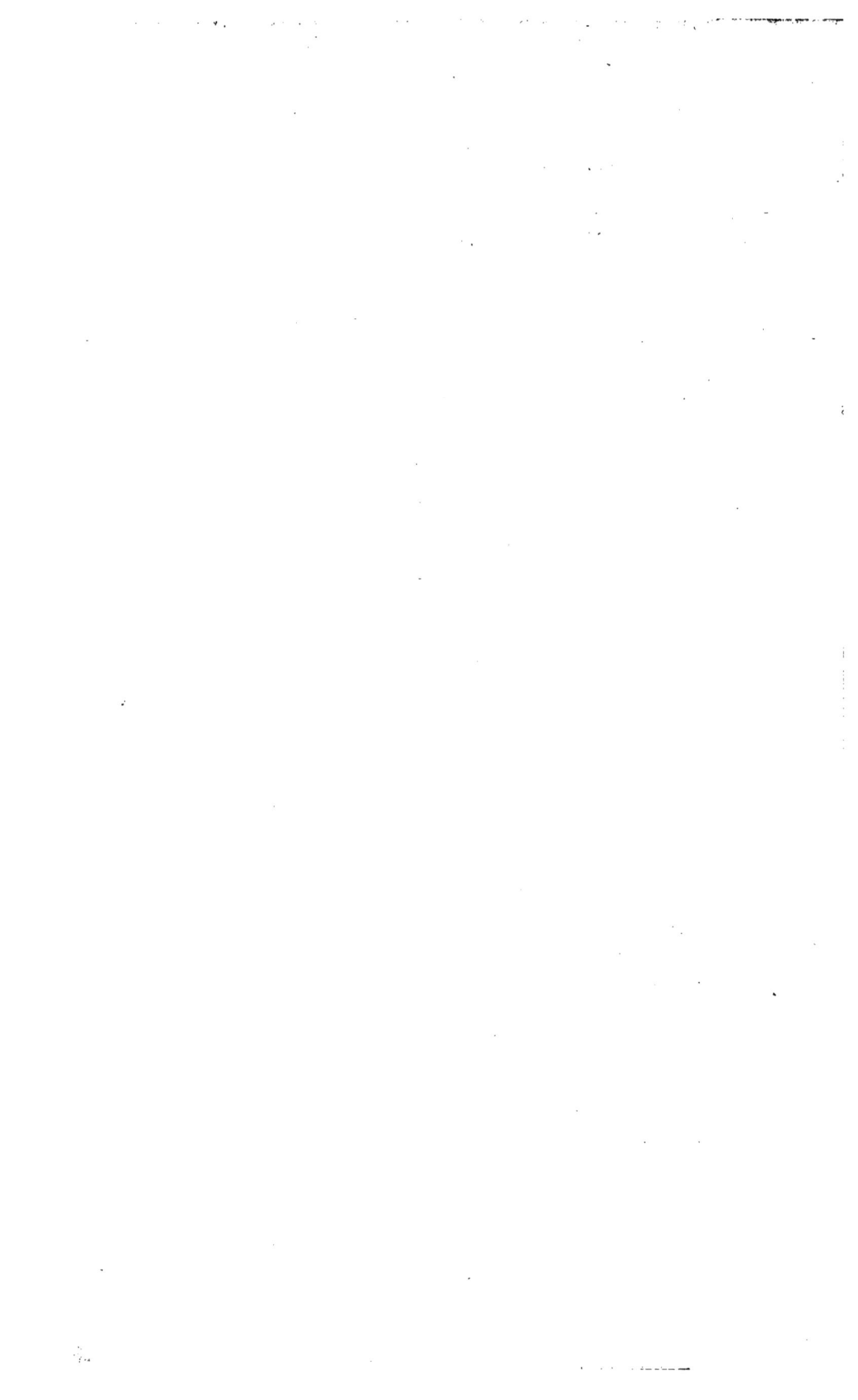

DU LYMPHATISME

Le titre que je donne à ces lignes m'impose l'obligation de dire quelques mots au lecteur.

Le mot LYMPHATISME n'existe pas dans les dictionnaires de médecine, aucun lexicographe ne l'a employé, et cela ne m'a pas empêché de m'en servir souvent ; je crois donc nécessaire d'en donner une définition qui explique ce que je veux dire et qui indique bien la nature des sujets dont je vais m'occuper dans les pages qui suivent.

*
* *

LE SYSTÈME LYMPHATIQUE *est l'ensemble des organes qui concourent à la formation et à la circulation de la lymphe, savoir, les glandes et les vaisseaux lymphatiques.*

Je ne crois pas utile de donner ici une définition de la lymphe, liquide aussi nécessaire à la constitution organique du corps humain que le sang lui-même ; ce serait m'écarter du cadre que je me suis tracé.

* *
*

LE TEMPÉRAMENT LYMPHATIQUE *est celui dans lequel la peau est fine, blanche, où le tissu cellulaire s'œdématie ou s'infiltre facilement de sérosité, et dans lequel en même temps, les glandes lymphatiques s'engorgent avec facilité, et ont de la tendance à s'enflammer ou à se prendre d'affections diverses.*

* *
*

LE TEMPÉRAMENT SCROFULEUX *est celui qui est naturellement disposé à contracter toutes les affections particulières auxquelles la scrofule imprime un cachet spécial. La personne douée de ce tempérament est lymphatique ; sa face est comme bouffie et infiltrée ; sa lèvre supérieure est épaisse, ses yeux sont rouges et larmoyants.*

*
* *

LE TEMPÉRAMENT RACHITIQUE *est celui qui dispose à une perturbation de la nutrition de tous les tissus, de telle sorte que, survenant dans l'enfance, il en arrête et en trouble le développement et par suite, se manifeste à l'extérieur, surtout par la déformation du rachis ou du reste du système osseux.*

*
* *

L'ANÉMIE; LA CHLOROSE ; LA CHLORO-ANÉMIE; LA DYSMÉNORRHÉE ; L'AMÉNORRHÉE ; LA LEU-CORRHÉE ; L'OSTÉO MALACIE ; sont tout autant d'affections diverses engendrées par un état général qui n'est ni la *scrofule, ni le rachitisme, ni le tempérament lymphatique spécialement,* mais qui est un peu TOUT CELA.

C'est ce que j'appelle le LYMPHATISME.

*
* *

Le *Lymphatisme* est donc la manifestation des phénomènes morbides, qui altèrent ensemble ou séparément, la constitution humaine, en affectant tels ou tels caractères, envahissant tels ou tels organes, suivant le milieu dans lequel on a vécu, la loi hygié- nique qu'on a violée, ou le germe hérédi- taire qu'on a apporté en naissant, et cons- tituant un état maladif.

Chacune des maladies engendrées par le *Lymphatisme* a été décrite et traitée à part dans tous les traités de thérapeutique, dans tous les *compendium* de médecine connus, dans tous les ouvrages de pathologie ; quel- ques-unes mêmes ont été l'objet de mono- graphies très-remarquables, mais je ne pouvais pas, voulant dire un mot de cha- cune d'elles et de leur traitement par l'eau minérale du Roucas blanc, en faire une nomenclature détaillée en tête d'un opus- cule aussi écourté que celui que je publie, et c'est pour cela que j'ai cru devoir les résumer toutes en un mot : LE LYMPHATISME ; cela dit, j'entre en matière.

**
* *

Dans les opuscules que j'ai déjà publiés sur l'anémie, sur le rhumatisme chronique,

sur la goutte et sur la sciatique, j'ai suffi-
samment prouvé, je crois, par la pratique,
que l'eau minérale du Roucas-Blanc est
essentiellement tonique, reconstituante, dé-
purative, diurétique et purgative.

Les faits les plus concluants sont venus
confirmer les résultats qu'avait fait prévoir
l'analyse qui en avait été faite, à diverses
époques, par de savants chimistes de Paris
et de Marseille, et qu'avaient parfaitement
dénoncés MM. les docteurs Girard, Roberty,
d'Astros et Rousset dans le remarquable
rapport qu'ils ont fait à ce sujet. Je viens
aujourd'hui corroborer leur opinion et
donner une force de plus à leurs prévisions,
en ajoutant de nouvelles observations cli-
niques, et de nouveaux exemples de gué-
risons remarquables à celles déjà connues
par mes précédentes publications.

OBSERVATION PREMIÈRE

Aménorrhée et Leucorrhée

Mme D*** est âgée de 35 ans et d'une constitution essentiellement lymphatique. Elle a souffert dans son enfance de quelques engorgements glandulaires sans importance, mais elle a été réglée fort tard, à l'âge de 19 ans, et après plusieurs années de souffrances. Je suppose qu'elle a dû être chloro-anémique, d'après le rapport qu'elle me fait sur les douleurs qu'elle souffrait et les remèdes qu'on lui prescrivait. Mariée à l'âge de 24 ans, elle a eu trois avortements successifs, le premier après quatre mois de grossesse ; le second après trois mois et demi, le troisième après cinq mois. Elle a eu ensuite trois enfants qu'elle a portés à terme, et qui sont aujourd'hui bien portants quoique d'une complexion délicate.

Au mois de septembre 1874, les règles que Mme D*** attendait ne vinrent pas ;

elle ne s'en préoccupa que fort médiocre-
ment. Au mois de décembre elle se croyait
enceinte, bien qu'elle ne constatât aucune
augmentation dans le volume de son abdomen, et si elle se décida à consulter un
médecin, ce fut à cause d'une leucorrhée
trop abondante pour qu'elle n'en fût pas
préoccupée.

Des injections avec une décoction de
feuilles de noyer lui furent prescrites, et un
régime tonique fut exactement suivi par
elle.

Au mois de février toute espérance de
grossesse s'était évanouie. Non seulement
on ne constatait aucun développement de
l'utérus, mais son abdomen semblait s'af-
faisser. Quelquefois un ballonnement intes-
tinal en augmentait le volume, mais vingt-
quatre heures suffisaient pour le dissiper.
La leucorrhée persistait et prenait une
teinte jaune qui tachait le linge, l'appétit
et le sommeil disparaissaient et l'amaigris-
sement devenait général.

Les vins de quinquina, les sucs de

viande, l'extrait de Liebig dans le bouillon, l'exercice au grand air furent prescrits.

Le 23 juin 1875 lorsque Mme D*** se présente à mon cabinet, elle est maigre, le teint hâve, les yeux cernés, la démarche lente. Elle n'accuse aucune souffrance déterminée, mais une fatigue générale, un affaissement de toutes ses forces, un anéantissement de toutes ses facultés. Elle ne mangerait jamais, elle ne marcherait jamais. Elle ne désire rien, rien ne lui fait joie, rien ne lui fait envie; ses enfants, son mari, ses parents les plus chers, lui semblent indifférents. Aucune distraction ne la distrait. La leucorrhée est très-abondante et les glandes du pli de l'aine sont légèrement engorgées. Le col de l'utérus est flasque et molasse et légèrement porté en arrière Elle commence le traitement.

(Bain d'eau minérale de trois quarts d'heure. — Un verre d'eau minérale à boire après le bain. Ceinture mouillée dans l'eau minérale. — Pendant le bain, injection permanente d'eau minérale.)

Le 30 juin, la leucorrhée a diminué

d'intensité ; la malade dort quelques heures pendant la nuit, et mange avec un peu moins de dégoût.

Le 15 juillet plus de pertes, l'appétit est bon, le teint se colore, et le sommeil est normal.

Je substitue la douche au bain, je supprime l'injection et je porte la boisson à deux verres.

Le 29 juillet Mme D*** suspend son traitement, les règles ont fait leur apparition avec abondance.

Le 6 août Mme D*** reprend le traitement qu'elle avait suspendu le 29 juillet : *(Douches à lance d'eau minérale sur les reins et les membres inférieurs, à pluie sur tout le corps ; deux verres d'eau en boisson ; ceinture mouillée.)*

Le 26 août, réapparition des règles. La malade suspend de nouveau son traitement mais elle ne revient plus. Elle est entièrement guérie.

OBSERVATION DEUXIÈME

Aménorrhée et Leucorrhée.

Mme T*** est âgée de 38 ans et d'une
constitution lymphatique. Elle a été réglée
à l'âge de 19 ans et mariée à 25 ; elle a fait
deux fausses couches successives, l'une de
trois mois, l'autre de quatre mois et demi.
Devenue enceinte un an après son dernier
avortement elle a eu trois enfants, les uns
après les autres et à douze ou quinze mois
d'intervalles. Tous ses accouchements ont
été heureux, ses enfants sont tous vivants
et bien portants, ils n'ont jamais été sérieu-
sement malades même aux époques de la
dentition. Son dernier enfant a aujourd'hui,
14 juillet 1875, trois ans et deux mois.

Dès sa première fausse couche, elle commença à souffrir de leucorrhée ; légère et
insignifiante d'abord, abondante et d'une
couleur jaunâtre pendant les grossesses.
Après son dernier accouchement, qui re-
monte au mois de mai 1872, elle a eu ses

règles une fois au mois de juillet suivant, et une seconde fois au mois de novembre ; depuis elle n'a plus rien vu, si ce n'est une perte blanche plus abondante à certaines époques indéterminées.

Depuis trois mois elle souffre de migraines violentes qui la tiennent quelquefois au lit pendant plusieurs heures de la journée ; quand les migraines la laissent en repos, elle accuse une douleur dans toute la longueur de son bras droit. Cette douleur cesse dès que la migraine paraît. L'appétit est irrégulier, le sommeil léger et incertain ; ses digestions ne se font pas toujours bien ; ses urines sont normales. Son teint pâle ne se colore que sous l'impression d'une émotion quelconque. On la dirait anémique mais son pouls dément cette supposition.

Elle commence le traitement de l'eau minérale du Roucas-Blanc le 14 juillet. (*Bains de siége, douches et boisson, irrigation vaginales pendant le bain*).

Le 10 août, la leucorrhée reste des journées entières sans se montrer. Les migraines sont moins fréquentes et moins violentes ; la douleur du bras ne se fait plus sentir que dans certains mouvements.

Le 22 août, suspension du traitement; pour cause de l'apparition des menstrues.

Le 1er septembre, reprise du traitement les règles ont duré cinq jours, la leucorrhée est revenue. Des raisons de famille ont empêché la malade de reprendre sa cure avant aujourd'hui.

Le 19 septembre, réapparitions des règles, sans douleurs et fatigues d'aucune sorte. Il n'y a plus ni migraines, ni douleurs au bras.

Le 25 septembre, reprise du traitement. La leucorrhée est insignifiante et l'état général excellent.

Le 17 octobre, retour normal des règles. Mme T*** suspend son traitement. Je ne l'ai plus revue; elle doit-être guérie.

Depuis l'apparition des menstrues du mois de septembre Mme T*** avait pris de l'embonpoint, son teint s'était coloré, et tout phénomène morbide et anormal avait disparu ; elle continuait le traitement pour assurer le bien acquis.

OBSERVATION TROISIÈME

Aménorrhée

Mme J*** est âgée de 32 ans, elle est grande, un peu forte, d'une physionomie belle et intelligente ; son teint est légèrement bilieux et un peu pâle, sa constitution est certainement lymphatique.

Elle a été réglée à 14 ans ; mariée à 18, elle n'a jamais eu d'enfants, elle ne se souvient pas avoir fait de maladie. Ses règles, qui ne lui avaient jamais fait défaut , ont cessé tout-à-coup de se montrer au mois de janvier 1875, à la suite de violents chagrins et de contrariétés très-vives. Elle se crut d'abord enceinte. Son caractère de jovial et heureux qu'il était, devint triste et mélancolique ; elle ne pouvait comprendre pourquoi elle se sentait envahie par cette tristesse, quand elle n'aurait dû ressentir qu'une immense joie d'une grossesse inattendue et si longtemps désirée.

Un jour pourtant l'illusion tomba : l'utérus

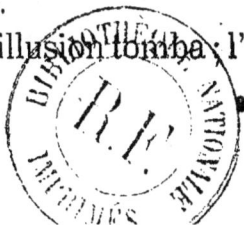

qui avait paru prendre du développement
s'affaissa tout d'un coup, les seins se dé-
gonflèrent sans se flétrir, mais tout espoir
de grossesse s'évanouit.

Mme. J*** pleura beaucoup , pleura longtemps, mais les pleurs ne lui faisaient pas
une grossesse et ne ramenaient pas ses
règles disparues. Elle recourut alors à un
traitement ferrugineux et tonique ; elle prit
le Vin de Bernard, des viandes rôties, le
phosphate de fer de Leras ; elle fit des
courses insensées dans la campagne ; elle
rentrait le soir, chez elle, brisée, anéantie,
mais toujours plus triste, toujours plus pâle,
toujours plus découragée.

Le 31 juillet 1875 elle fut conduite à mon
cabinet par une de ses amies, et, sur mes
indications, commença immédiatement un
traitement avec l'eau minérale du Roucas-
Blanc. *(Douches – Boissons – Bains de
piscines)*.

Le 13 août Mme J*** au moment de
prendre sa douche, s'aperçoit que son
linge est taché de sang ; mais comme le

lendemain, rien de plus ne s'était montré elle reprit son traitement.

Le 2 septembre apparition normale des règles, le 28 septembre réapparition.

Depuis cette époque Mme J*** a suspendu son traitement et sa guérison s'est maintenue. J'ai eu occasion de la revoir souvent depuis cette époque, elle est aussi bien et aussi forte que jamais.

OBSERVATION QUATRIÈME

Adénite

Mme D*** est âgée de 33 ans. Son aspect, le teint de son visage, l'ensemble de sa personne, tout, en elle, semble éloigner l'idée d'une constitution lymphatique. Elle offre l'aspect de la plus luxuriante santé ; elle se présente à mon cabinet avec une lettre de son médecin, M. le docteur Villard ; je la transcris :

Marseille, 12 juillet 1875.

Mon cher confrère,

« *Mme D*** ma cliente, a été atteinte d'une adénite suppurée siégeant dans le creux axillaire gauche, il y a dix mois environ. A la suite de cet accès ganglionnaire, cette dame a été prise d'un engorgement des ganglions du cou et de la région sous-claviculaire du côté correspondant. Bien qu'il n'y ait chez elle*

aucun antécédent diathésique, je n'en
reste pas moins avec des préoccupations
sérieuses quant à la nature du mal et à
la durée de la maladie.

« Après avoir employé avec des résultats douteux, les diverses préparations
altérantes, résolutives, toniques que l'on
emploie en pareilles circonstances, je me
suis décidé à vous l'adresser, persuadé
que l'usage des eaux du Roucas-Blanc,
INTÙS ET EXTRA, pourront modifier d'une
manière salutaire l'état de Mᵐᵉ D***.

« Je vous laisse le soin d'apprécier et
d'appliquer le MODUS FACIENDI, persuadé que
vos bons soins contribueront à la guérison
de ma malade.

« Permettez-moi de vous la recom-
mander d'une manière toute particulière.

Salut confraternel

Villard D. M. »

Mᵐᵉ D*** commence son traitement le
16 juillet.

(Bain général. — Un verre d'eau en
boisson. — Ceinture mouillée.)

Le 27 juillet une violente éruption se déclare sous la ceinture, c'est une véritable *zona*. Elle suspend le traitement à cause de la douleur locale et de souffrances générales qu'elle ne peut définir. Mais la suppuration du creux de l'aisselle a beaucoup diminué et les glandes sont plus petites et plus molles.

Le 10 août elle reprend le traitement. Tout en elle est mieux. L'engorgement ganglionnaire des glandes cervicales n'existe presque plus, et la glande sous axillaire a considérablement diminué et ne suppure presque plus.

Le 5 septembre elle suspend tout traitement tant elle se trouve bien.

OBSERVATION CINQUIÈME

Adénite

Le 14 juillet 1875, une dame accompagnant sa fille dont la figure tuméfiée était entourée d'un mouchoir blanc, me présenta la lettre suivante :

Cher ami,

Je vous adresse Mme E*** une de mes clientes, dont la demoiselle est atteinte d'une adénite scrofuleuse générale qui a résisté déjà à bien des traitements divers. J'ai confiance que, sous votre direction, les eaux du Roucas-Blanc modifieront considérablement l'état de cette malade.

Je vous la recommande d'une manière toute particulière.

> *Tout à vous de cœur,*
> *J. Teissier.*

Ce 14 juillet 1875.

Mlle D. E*** est âgée de 19 ans ; sa taille est au-dessus de la moyenne, son teint est pâle, sa figure boursoufflée par une tuméfaction considérable de toutes les glandes cervicales. Une cicatrice étoilée occupant la partie inférieure de la parotide droite, indique qu'une suppuration longue et abondante a détruit une portion des glandes de ce côté de la tête. La parotide gauche est de la grosseur de la tête d'un fœtus de six mois et fait suite à un chapelet de glandes qui, partant de dessous le menton, se continue jusqu'à la tempe gauche. Ces glandes varient dans leur grosseur et dans leur dureté, et le mouchoir qui enveloppe la tête de la malade, sert autant à masquer l'aspect disgracieux de ces glandes démesurément tuméfiées , qu'à en soutenir le poids.

Les glandes sous-axillaires sont aussi très-gonflées et quelquefois douloureuses, il en est de même pour les glandes du pli de l'aîne. Il n'y a pas à se méprendre sur la nature scrofuleuse de la maladie et sur la constitution de Mlle E*** dont les tissus sont généralement flasques et mous et dont la chair semble bouffie.

Le père, la mère, les sœurs, tous les

parents de Mlle E*** sont d'une constitution éminemment sanguine ; aucune manifestation humorale ne s'est jamais montrée dans cette famille, et les membres qui ont été frappés par la mort ont tous succombé à des maladies dont la force et la violence du sang ont fait tous les frais. Comment se fait-il que cette enfant seule ait fait exception à cette règle générale.

Mme E*** ne put pas nourrir son enfant et la jeune D*** fut confiée à une nourrice qui, sous un aspect gracieux et agréable, cachait le vice scrofuleux dans toute sa laideur. Aussi, l'enfant avait à peine six mois, que déjà ses yeux rouges et larmoyants, ses glandes engorgées, la maigreur de ses membres, la mollesse de ses chairs forçaient les parents à recourir à des soins médicaux. Mais la nourrice ne fut pas changée et l'enfant continua à sucer ce lait scrofuleux, à s'en nourrir presque exclusivement jusqu'au moment de son sevrage.

Depuis cette époque, les soins les plus constants, les plus assidus, les plus intelligents n'ont cessé d'être prodigués à la

jeune et intéressante malade et il est facile
de comprendre, que c'est à cette existence
si choyée, si soignée, si intelligemment
conduite, que Mlle D*** doit de ne pas être
morte lorsqu'elle a dû passer de l'enfance
à la puberté.

J'ai raconté plus haut l'état dans lequel
se trouvait cette jeune personne quand je
commençai à la soumettre au traitement
par l'eau minérale du Roucas-Blanc, sans
dissimuler à la mère que ce traitement devrait durer fort longtemps et que je ne pouvais pressentir le résultat.

Mlle D. E*** commença le traitement le
19 juillet *(Enveloppement dans le drap
mouillé dans l'eau minérale. — Douche
générale à pluie et à arrosoir d'eau minérale en sortant de l'enveloppement. —
Boisson de deux verres d'eau minérale)*
graduellement la boisson est portée à quatre
verres d'eau et la transpiration dans le
maillot se déclare avec plus de facilité. Aux
douches, je fais succéder les bains de piscine.

Le 7 septembre par des circonstances

indépendantes de la cure, Mlle D*** interrompt son traitement. Les glandes en général sont moins gonflées et moins dures, la boisson est bien supportée et l'état général est meilleur, le visage commence à se colorer.

Le 29 septembre le traitement est repris et continué avec une persévérance qui doit porter ses fruits. Les mêmes opérations sont recommencées et continuées jusqu'à l'apparition des menstrues qui s'opère sans douleur d'aucune sorte.

D'un jour à l'autre, l'amélioration devient notable, bien des glandes se sont affaissées, notamment celle des plis de l'aîne et des creux axillaires ; le mouchoir qui soutenait les glandes cervicales a été enlevé, la parotide dégonflée donne à la figure un aspect tout nouveau ; les glandes encore engorgées donnent au visage l'apparence d'un double menton. C'est ainsi que tout l'hiver de 1875 à 1876 se passe, sans que le traitement ait été interrompu, si ce n'est par les règles qui ont fait leur apparition avec une régularité parfaite chaque mois, et par quelques jours de mauvais temps.

Aujourd'hui Mlle D*** est une grande, forte et belle personne, dont la chair a pris de la consistance ; sa figure est encore un peu défaite par l'affaissement des glandes détruites sur le côté droit du cou et le gonflement de celles du côté gauche qui, bien que considérablement diminuées, n'ont pas entièrement disparu. Son teint coloré, son aspect général, son ensemble éloignerait toute pensée de maladies scrofuleuses, si ce n'était ce malheureux engorgement qui occupe encore une bonne partie du sous maxillaire gauche. Cela disparaîtra-t-il?

A peine la saison des bains de mer s'ouvrira-t-elle favorable, je ferai prendre à Mlle D*** une série de bains de mer que je lui conseillerai de n'interrompre que le plus tard possible pour recommencer le traitement avec l'eau minérale du Roucas-Blanc.

Il ne s'agit pas, dans ce cas, de la guérison d'une maladie, mais de la régénération, de la reconstitution complète d'un organisme vicié dès le berceau. Il est impossible d'opérer une pareille transformation dans une année. Le résultat obtenu est excessivement remarquable; si l'on arrêtait ce traitement on commettrait une impardonnable erreur; j'ose espérer que les parents de Mlle D*** comprendront cela et ne s'arrêteront pas en si beau chemin.

Mlle D*** continue à boire quatre verres d'eau minérale par jour; il y a dix mois qu'elle a commencé, elle ne s'est pas interrompuc un seul jour, et elle ne présente aucun symptôme d'irritation intestinale ou gastrique. Qu'en pensent les incrédules ou les entêtés qui s'obstinent à dire que l'eau du Roucas-Blanc n'est que de l'eau de mer ?

OBSERVATION SIXIÈME

Catarrhe utérin. — Chlorose

Mme X*** est âgée de 26 ans, elle est grande et forte, d'une taille élevée et d'une tournure élégante. Elle a été réglée de bonne heure, mariée à vingt ans, elle n'a jamais fait de maladie sérieuse ; elle n'a eu qu'une seule grossesse qui s'est terminée par un accouchement normal. Son enfant qu'elle a nourri est l'image de la santé ; sa constitution est lymphatique.

Il y a six mois environ, elle commença à pâlir ; ses gencives et ses lèvres se décolorèrent ; elle éprouva de la lassitude dans les membres ; une douleur d'abord légère, plus forte ensuite, se fit sentir vers l'épigastre et correspondit entre les deux épaules. Des palpitations de cœur commencèrent à la tourmenter, aussitôt qu'elle montait un escalier ou marchait avec une certaine vitesse, et des bourdonnements dans les oreilles et un bruit de soufflet isochrone aux mouvements du cœur lui inspirèrent des craintes qu'elle s'empressa de communiquer à son médecin.

Celui-ci ne tarda pas à voir une cause utérine ou une coïncidence d'une affection de l'utérus à tous les phénomènes accusés par la malade. Effectivement l'examen au speculum lui permit de constater que la muqueuse du col utérin était rouge, douloureuse, enflammée et le siége d'une sorte de suintement semi-purulent; il diagnostiqua la maladie un *catarrhe utérin* accompagné de *chlorose* et prescrivit un traitement dont la base était les ferrugineux, les toniques et une cure locale.

N'ayant pas obtenu les résultats qu'il était en droit d'espérer, il adressa Mme X^{***} à l'établissement du Roucas-Blanc, pour qu'elle y fût soumise au traitement hydrothérapique avec l'eau minérale et à la boisson.

Le traitement fut commencé le 23 juillet 1875 et le 5 septembre Mme X^{***} quittait l'établissement complètement guérie.

OBSERVATION SEPTIÈME

Chlorose

Mme B*** a 38 ans, si ce n'était la pâleur de son teint, elle paraît jouir d'une
bonne santé. Il n'en est pourtant rien. Elle
me présente le 5 août 1875 une lettre de
son médecin, M. le docteur Villard, ainsi
conçue :

3 août 1875.

Mon cher collègue,

*Permettez-moi de vous adresser Mme
B*** et de vous signaler deux choses dans
son état de santé : 1° un état chlorotique ;
2° une diathèse rhumatismale. Cette dernière me paraît être la cause de la première.*

*Sauf votre avis et les modifications que
vous croirez devoir apporter au traitement je conseille à Mme B*** :*

1° Une douche froide en pluie d'eau

minérale, tous les jours, précédée d'une légère sudation;

Durée de la douche : d'une demi-minute à une minute; frictions sèches après la douche.

Tous les trois jours un bain de piscine.

A vous bien affectueusement,

Villard d. m.

Je n'ai rien changé, ni rien modifié à la prescription de mon honorable et aimé confrère, et Mme B*** a abandonné son traitement le 20 septembre guérie complètement.

OBSERVATION HUITIÈME

Constipation opiniâtre

M. L*** a 34 ans, sa constitution est lymphatique, sa taille est au-dessus de la moyenne, il paraît jouir d'une bonne santé. Mais ces apparences sont trompeuses. Bien qu'il n'ait jamais été malade à garder le lit, il souffre depuis sa plus tendre enfance d'une difficulté à venir du corps telle, que chaque fois qu'il doit accomplir cette fonction, il est pris d'un frisson nerveux. Il passe quelquefois cinq et six jours sans éprouver le moindre besoin, et ni les lavements, ni les purgatifs qui l'aidaient dans son enfance et même jusqu'à l'année dernière, n'ont le pouvoir de déterminer des selles qui ne soient pas douloureuses et pénibles.

Depuis six mois environ, il mange avec beaucoup moins de plaisir et ses digestions sont très-longues et si difficiles, qu'il s'est résolu à ne plus faire qu'un seul **repas dans**

les vingt-quatre heures. Il éprouve des douleurs vagantes dans tout le corps , mais
surtout dans les membres inférieurs ; ses
urines sont très-rouges et sédimenteuses.

Il se présente à mon cabinet le 31 juillet 1875 et commence immédiatement son
traitement.

Voici en quoi il consiste : *Douche générale en pluie avec l'eau minérale sur tout
le corps, douche à lance sur les reins et
les membres inférieurs. Boisson d'un
verre d'eau le premier jour. Augmentation d'un verre chaque jour jusqu'à cinq.*

A partir du 22 août des selles à peu près
régulières et quotidiennes sont déterminées;
depuis le 9 août la boisson avait été dimi-
nuée et M. L*** ne buvait plus que trois
verres, puis deux verres, puis enfin un seul
verre par jour.

Le traitement est continué jusqu'au 30
septembre par mesure de précaution, car
depuis les premiers jours du mois, bien que
M. L*** oubliât bien souvent son verre
d'eau, ni la constipation, ni la dyspepsie, ni
les douleurs ne l'ont plus tourmenté.

J'ai eu occasion de revoir ce malade, il
va toujours bien, mais il s'observe et chaque
fois qu'il éprouve un jour de retard, il boit
un verre d'eau du R ucas-Blanc et cela
suffit à lui entretenir le ventre libre.

OBSERVATION NEUVIÈME

Constipation opiniâtre

M^mo M*** est âgée de 43 ans et a toujours joui d'une bonne santé. Elle a été
réglée à l'âge de 15 ans, s'est mariée à 18.
Elle a fait cinq fausses couches à 4, 5 et 6
mois, et a trois enfants vivants et bien portants ; sa constitution est essentiellement
lymphatique.

A l'âge de 36 ans, après une de ses
couches heureuses, elle eut des relevailles
difficiles ; longtemps elle resta faible et ané--
mique, et cet état ne cessa qu'à la suite d'un
régime tonique et reconstituant que ses
médecins lui imposèrent à Nîmes, son pays
natal, et qu'elle a suivi pendant plusieurs
années.

A cet état de faiblesse succéda un état
nerveux qui existe encore aujourd'hui, et
une constipation opiniâtre ; elle aimerait
mieux, dit-elle, faire encore un enfant que
de pousser certaines de ses selles. Un rien

l'agace et l'énerve, les contrariétés les plus
légères sont pour elles de grands chagrins;
les chagrins sont de véritables malheurs.
Les règles sont normales mais peu abondantes et assez régulières.

Elle commence son traitement par l'eau
minérale du Roucas-Blanc le 1er août 1875
par des *douches générales suivies d'un
massage énergique, la boisson de deux
verres d'eau et la ceinture mouillée.*

Après des alternatives de mieux et de
pire, des aggravations et des soulagements,
son état s'améliore sensiblement, et le 24
septembre elle quitte l'établissement entièrement guérie.

Je n'ai pas modifié son traitement un seul
jour et la boisson d'eau prise à la source
n'a jamais dépassé deux verres.

OBSERVATION DIXIÈME

Diarrhée chronique

M. L*** est âgé de 64 ans et d'une constitution essentiellement lymphatique. Bien
qu'il ait exercé toute sa vie des professions
fatigantes, il n'a jamais été bien fort et a
toujours eu besoin de soigner son hygiène.
Le moindre écart de régime, le moindre
refroidissement, lui occasionnaient des diar-
rhées qui ne cédaient qu'à des lavements
de riz ou d'amidon, dans lesquels on ajou-
tait une décoction de têtes de pavots, ou
vingt gouttes de laudanum.

Il y a six mois environ, il dut rester ex-
posé à la pluie et il souffrit du froid, c'était
dans les premiers jours de janvier. Il rentra
chez lui grelottant et il eut toutes les peines
du monde à se réchauffer, mais la diarrhée
se déclara et depuis cette époque elle n'a
pas cessé.

Les opiacés, le sous-nitrate de bismuth,
les lavements astringents ou laudanisés, le

régime le plus reconstituant, ont tour à tour été employés et toujours vainement. Dans le commencement du mois de mai ses pieds s'enflèrent, puis les jambes, et c'est dans cet état qu'il se présente à mon cabinet le 28 juin 1875.

Il ne rend pas plus de quatre à cinq selles par jour, mais toujours liquides et abondantes.

Je lui fais immédiatement commencer le traitement. *Bains de siége d'eau minérale à eau courante pendant un quart d'heure. Pendant tout le temps que dure le bain de siége deux aides font des frictions avec leurs mains mouillées sur le tronc et sur les membres du malade. En sortant du bain, application de la ceinture mouillée dans l'eau du Roucas-Blanc que le malade devra renouveler de trois en trois heures. Boisson d'un verre d'eau.*

Le 15 juillet les jambes sont dégonflées, il n'y a plus que deux selles quotidiennes, mais toujours liquides, abondantes et fétides.

Continuation du même traitement,

seulement la durée du bain est prolongée pendant vingt minutes.

Le 10 août, les selles sont devenues boueuses et il n'y en a plus qu'une par jour. L'appétit est bon, les forces reviennent, le malade a fait la route du Roucas-Blanc à la ville à pied.

Le 30 août M. L*** abandonne son traitement, il est entièrement rétabli.

OBSERVATION ONZIÈME

Dysménorrhée

Mme L*** est âgée de 27 ans et d'une constitution lymphatique et nerveuse en même temps. Sans avoir jamais été malade, elle n'a jamais été bien portante. Elle a été réglée à quinze ans et après des souffrances considérables. Elle se maria à seize ans, demeura enceinte dès les premiers mois de son mariage, et accoucha heureusement d'un enfant qu'elle allaita elle-même.

A peine avait-elle sevré ce premier enfant, qu'une nouvelle grossesse se déclara. Arrivée au terme et bien que tout se fût passé normalement, grossesse et accouchement, Mme L*** ne devait pas être aussi bien que la première fois, puisqu'il lui fut interdit de donner le sein au nouveau-né.

Remise de ses couches et de ses grossesses successives, elle reprit ses occupations normales ; mais les irrégularités

mensuelles dont elle avait eu à souffrir avant
son mariage se renouvelèrent, et chaque
apparition était accompagnée de ces douleurs caractéristiques de la dysménorrhée.
Points douloureux dans les lombes, cépha-
lalgies, malaises insupportables, gêne et
pesanteur dans les aînes, les cuisses, les
jambes, le tout accompagné d'une tristesse
et d'une mélancolie qui inquiète son mari,
ses enfants, tout son entourage, et elle-
même qui ne cesse de pleurer nuit et jour,
sans pouvoir donner aucune raison de
toutes ces larmes.

Cet état durait depuis plusieurs années
lorsqu'elle me fut conduite par son mari, le
7 février 1876, à cause d'une anémie dont
elle avait commencé à souffrir depuis quelques mois.

Je lui fis commencer immédiatement le
traitement par un bain d'eau minérale
chauffé à 35° pendant une demi-heure et un
verre d'eau en boisson. Ceinture mouillée
en permanence.

Le 27 février l'anémie cède d'un jour à

l'autre et l'apparition des règles se fait sans douleurs.

Le 6 mars elle reprend le traitement.

Le 30 mars les règles réapparaissent encore sans douleurs et sans phénomènes anormaux.

Mme L*** a repris avec la santé, sa force et son caractère enjoué, elle se sent tout-à-fait bien et ne vient plus reprendre sa cure.

OBSERVATION DOUZIÈME

Engorgement passif du col utérin

Mme D^{***} est âgée de 33 ans et d'une constitution lymphatique bien prononcée. Bien que née sous un climat chaud, à Alger, elle n'a pas été réglée avant l'âge de seize ans ; mariée à vingt ans, elle a souffert trois avortements et elle s'est accouchée trois fois heureusement. Ses enfants sont tous vivants et bien portants. Depuis sa dernière couche, son enfant a deux ans et trois mois, elle accuse une douleur lombaire et une pesanteur hypogastrique accompagnée d'une légère leucorrhée, sa menstruation est suspendue depuis trois mois environ sans qu'elle puisse soupçonner d'être enceinte.

L'examen du toucher me permet de constater un nouvel abaissement utérin avec engorgement considérable du col.

Je la soumets au traitement de l'eau minérale le 23 juin 1875. *(Bain de siége à*

*eau courante, avec irrigation vaginale à
la température de la source pendant dix
minutes. Un verre d'eau en boisson. Ceinture mouillée).*

Le 29 juin, apparition des règles, suspension du traitement jusqu'au 6 juillet.

Le 10 juillet je constate une diminution
très-grande dans l'engorgement. Le col est
flexible et malléable, il n'y a plus de leucorrhée.

*(Bain de siége alterné avec les bains
de piscine pendant un quart d'heure. La
boisson même quantité. Ceinture mouillée.*

Le 22 juillet réapparition des régles, nouvelle suspension du traitement jusqu'au
30 juillet. Reprise des mêmes médications.

Le 10 août l'engorgement est insigni-
fiant, tout rentre dans l'état normal.

Le 19 août retour des règles, suspension
du traitement. Mme D*** ne retourne plus
à l'établissement, elle est guérie.

OBSERVATION TREIZIÈME

Engorgement du col utérin

Mme R*** est âgée de 34 ans, petite de taille, frêle de constitution, lymphatique et nerveuse en même temps. Mariée jeune, elle n'a jamais été enceinte, n'a jamais souf-fert de maladie sérieuse. Il y a un an envi-ron elle se sentit prise d'une faiblesse géné-rale qu'elle ne sut à quoi attribuer, et d'une pesanteur dans le bas-ventre. Comme toutes ses fonctions s'exécutaient d'une manière normale et régulière, elle n'y fit pas d'abord grande attention ; mais peu à peu la pesan-teur hypogastrique devint plus désagréable à supporter, elle ressentit une douleur cons-tante dans la région lombaire, des tiraille-ments dans les aînes, se prolongeant quel-quefois dans les cuisses. Son caractère de-vint triste et mélancolique. Des larmes fré-quentes venaient humecter ses paupières, sans qu'elle pût donner une raison quel-conque de son air chagrin.

Son médecin appelé, constata un engor-

gement assez considérable du col avec
rétroversion utérine. Il lui fit suivre un traitement qui n'obtint pas le résultat satis-
faisant qu'il en attendait. Il se décida à
l'adresser à l'établissement du Roucas-
Blanc.

Soit fatigue d'un voyage de quinze heures
en chemin de fer, soit toute autre cause,
lorsque je procédai à l'examen de Mme R***
le 5 juillet 1875, je trouvai non seulement
le col engorgé, mais il était comme enve-
loppé d'une mucosité sanguinolente assez
abondante.

Je la fis commencer par un *bain de siége
à eau courante sans pression pendant un
quart d'heure ; pendant toute la durée du
bain, un massage avec les mains mouillées était opéré tout le long de la colonne
vertébrale et sur les cuisses.*

*L'après midi, douche générale sur tout
le corps sans pression, douche à lance
avec pression sur les lombes et les membres inférieurs. Un verre d'eau à boire.*

Le 16 juillet l'apparition des règles oblige

la malade à suspendre son traitement jusqu'au 22.

Le 27 juillet je constate une diminution sensible de l'engorgement, le suintement muqueux et sanguinolent a complètement disparu.

J'autorise la malade à remplacer son bain de siége par un bain de mer général: en continuant les douches d'eau minérale, seulement je fais appliquer la ceinture mouillée.

Le 2 août, l'amélioration est telle que la malade se croit guérie ; il y a pourtant encore un peu d'engorgement.

Le 12 août les règles s'étant déclarées Mme R*** abandonne l'établissement pour retourner chez elle, heureuse et satisfaite et se sentant aussi bien qu'avant d'avoir jamais été malade.

Arrivée chez elle, cette chère malade eut l'amabilité de m'écrire pour me donner l'assurance que le voyage ne l'avait nullement fatiguée et qu'elle se sentait bien guérie.

OBSERVATION QUATORZIÈME

Métrite catarrhale. — Leucorrhée

Mme R*** âgée de 28 ans, est une grande et belle personne au teint trop blanc et trop rosé pour n'être pas lymphatique ; sa démarche est lente et mesurée : en s'asseyant elle prend certaines précautions ; elle s'appuie sur ses bras pour éviter un choc trop heurté et pèse d'abord sur le côté droit puis sur le côté gauche. Elle évite d'aller en voiture, et quand elle est obligée d'y être transportée, elle recommande au cocher de n'aller qu'au pas, afin d'éviter les secousses, et demeure couchée sur le flanc droit, ou se soutient sur ses deux bras. Voilà ce qu'elle m'annonce sur son état maladif, lorsqu'elle vient me consulter à mon cabinet le 20 juillet 1875.

Son passé se compose de trois accouchements heureux en fait de maladie ; elle fut réglée sans douleur à l'âge de quatorze ans, mariée à vingt ans elle s'est souvent aperçue que son linge était taché par des pertes blanches, mais elle n'y a jamais attaché une grande importance. Depuis six mois seulement, à une lassitude générale qui succéda à une courbature qu'elle avait prise dans une promenade à la campagne par un temps pluvieux et froid, elle en est arrivée au point où elle est aujourd'hui.

Un examen attentif me permet de constater un engorgement général du col et de la base du corps de l'utérus ; des mucosités fortement colorées adhèrent à toutes ces parties et le vagin lui-même, dans la partie la plus rapprochée du col, se ressent de cet état catarrhal. Des douleurs lombo-abdominales se déclarent à chaque écoulement du flux leucorrhéique et après la moindre fatigue ; la constipation est habituelle et elle éprouve de fréquents besoins d'uriner. Tout le bas-ventre est le siége d'une sensation de pesanteur indéterminée qui n'arrive pas jusqu'à la douleur, mais qui s'en rapproche beaucoup ; souvent cette sensation presque douloureuse se ramifie dans les cuisses de chaque côté.

Elle commence son traitement le même jour. *Bains généraux d'eau minérale à 35° suivis de douches générales en pluie. Ceinture mouillée, boisson d'un verre d'eau.*

Après quelques jours j'alterne les bains avec des bains de piscine à 22° et je continue les autres prescriptions.

Le 15 septembre Mme R*** quitte l'établissement entièrement guérie.

OBSERVATION QUINZIÈME

Ménopause. Leucorrhée

Mme C*** est âgée de 49 ans ; toute sa vie est une suite d'indispositions, elle n'a jamais pourtant souffert de maladies graves. Elle a eu alternativement toutes les glandes de son corps engorgées plus ou moins, surtout celles des creux axillaires et les cervicales. Elle a eu trois enfants tous scrofuleux et morts avant l'âge de sept ans. Son teint est hâve, elle paraît grasse mais inégalement, c'est-à-dire que pendant que ses jambes sont très-fortes, mais flasques et molles, ses bras sont maigres et sans formes. Sous la quantité de vêtements qui recouvrent sa poitrine, il semble qu'il y ait quelque chose, mais à mesure qu'elle se défait, il ne reste plus rien ; cependant les poumons respirent bien et librement ; le cœur présente quelque arithmie mais qui me paraît sans importance. La nature de Mme C*** est indolente, sa constitution lymphatique.

Elle a été réglée à l'âge de 19 ans après plusieurs années de souffrances et de malaises plus ou moins accentués. Mariée à l'âge de 25 ans, elle a fait ses trois enfants à trois ans d'intervalle les uns des autres, puis elle s'est arrêtée sans motifs appréciables. Ses règles ont toujours été de peu de durée et suivies de pertes blanches. Depuis trois ans, elle n'a plus rien vu qu'une leucorrhée assez abondante.

Depuis la dernière menstruation, elle est sujette à des bouffées de chaleur, à des menaces de congestion cérébrale, à des apparitions de furoncles qui suppurent abondamment, etc. etc., à des phénomènes particuliers du côté de la matrice, phénomènes assez imposants pour avoir fait craindre un moment une induration cancéreuse du col. Tous ces phénomènes ont disparu, mais ont laissé des traces.

Mme C*** est dans un état de souffrance permanente; elle éprouve des douleurs générales errantes, de la pesanteur dans les membres ; une tristesse vague, une mélancolie profonde l'ont envahie, par moments elle craint de devenir folle.

Elle commence son traitement le 20 septembre 1875. *Bain d'eau minérale du Roucas-Blanc à 36° pendant une demi heure; irrigation vaginale à 20° avec l'eau minérale pendant toute la durée du bain. Un verre d'eau en boisson.*

L'état général s'améliore graduellement sous l'influence de cette médication, et le 30 octobre toute perte avait disparu.

Je crus devoir alors faire prendre un jour une douche générale d'eau minérale, et un jour la médication commencée le premier jour, sans augmenter la boisson, et Mme C*** ne souffrant plus d'aucune douleur et ayant repris son état normal, quitte l'établissement le 27 octobre à sa grande satisfaction et à celle de ses parents heureux de son retour à la santé.

OBSERVATION SEIZIÈME

Ostéomalacie

Pierre T*** est âgé de treize ans. Fils d'une mère scrofuleuse, il a passé une enfance assez tourmentée par toutes sortes de maladies humorales. Il a à droite du cou une cicatrice scrofuleuse longue et profonde, son nez est écrasé, ses yeux rouges et larmoyants. Pour achever ces dispositions fatales, depuis l'âge de dix ans environ on s'est aperçu qu'il se livrait à la masturbation. Il prétend être complètement guéri de ce vice.

Le 23 mai 1875 on le porte à mon cabinet. Son père, un véritable hercule, le tient dans ses bras et l'assied avec précaution sur la chaise où il doit se tenir. Son aspect est scrofuleux, son teint est pâle, ses traits tirés, ses yeux cernés. Ses bras sont longs et maigres, ses doigts noueux. Ses cuisses, ses jambes allongées lui donnent une taille supérieure à celle des enfants de son âge,

mais depuis quatre mois il ne peut pas se
tenir debout ; ses tibias sont recourbés en
dedans, quand on le tient debout, ses
jambes ouvrent et ferment une parenthèse.
Je n'ose pas essayer de redresser des os qui
me paraissent friables au toucher, je suis
loin de promettre la guérison du malade.

Je prescris *un bain général de 40 minutes dans l'eau minérale et un verre
d'eau à boire.*

Le 10 juin, le jeune Pierre s'est tenu debout pendant qu'on l'habillait. Je fais alors,
à partir de ce jour, alterner la douche générale avec le bain.

Le 17 juin, il a marché de la douche à
son vestiaire. Je continue le traitement sans
interruption jusqu'à la fin du mois de juillet et je lui prescris les bains de mer qu'il a
pris jusqu'au 15 septembre.

Ce jeune homme à cette époque n'est
plus reconnaissable. Sous son pantalon on
n'aperçoit pas la courbure de ses jambes
que le traitement n'a pu faire disparaître,
mais il a pris de la force et fait d'assez longues courses à pied, il mange bien, dort

bien, et sans engraisser précisément, il paraît jouir d'une assez bonne santé. Je lui conseille de revenir l'an prochain faire une saison de bains de mer qui devrait pour lui commencer le 1er mai pour ne finir qu'au 30 octobre.

Nous sommes aujourd'hui le 10 mai et je ne l'ai pas encore vu revenir. Il est vrai de dire que les temps n'ont pas été assez favorables pour que les timides ne redoutent pas de se plonger dans la mer.

OBSERVATION DIX-SEPTIÈME

Plaies scrofuleuses

M. P*** est âgé de 24 ans ; il appartient à une famille dont tous les membres lymphatiques ou scrofuleux, souffrent ou ont souffert quelque maladie ayant pour cause leur constitution.

A l'âge de dix ans, un gonflement du genou gauche l'obligea de garder le repos ; ce genou irrité, enflammé, après bien des péripéties et de longues souffrances s'abcèda ; une suppuration abondante et fétide s'écoula de l'abcès spontanément ouvert, au dessous de la rotule à la partie interne. Bientôt un autre abcès se fit jour à la partie supérieure du genou en dehors ; à partir de ce moment les abcès succédèrent aux abcès, des trajets fistuleux s'établirent, et tellement profonds qu'il ne fallait pas songer à une opération quelconque, si ce n'est à l'amputation de la cuisse.

Le malade rebelle à une semblable déci-

sion préféra garder ses plaies suppurantes,
sa jambe qui se recourbait, se raccourcis-
sait et s'atrophiait d'une manière sensible
pendant que le genou grossissait et s'ar-
rondissait. La cuisse commença aussi à
s'atrophier, tout le corps maigrit insensi-
blement ; la dyspepsie survint, le dégoût,
l'inquiétude, le marasme, l'ennui d'une maladie qui durait depuis de longues années
sans laisser aucune espérance de guérison.

Toutes les médications avaient épuisé
leurs ressources, l'huile de foie de morue,
l'iode, l'iodure de potassium, le mercure,
l'arsenic, le soufre, etc., etc., etc. Tout avait
été vain ; la plaie, ou plutôt les plaies sup-
puraient toujours, la jambe faisait avec la
cuisse un angle de 40 degrés environ, le
genou était complètement ankylosé, et le
malade marchant avec des crosses, sentait
ses forces diminuer de jour en jour, lorsqu'il se présente pour faire un traitement à
l'établissement du Roucas-Blanc.

Le 22 mai 1875, je lui fais prendre un
bain de mer à l'embouchure de la source
d'eau minérale et je lui fais boire deux

verres d'eau, un avant le bain, l'autre après.
Durée du bain une heure.

Le 10 juin, l'état général du malade est
meilleur, mais du côté des plaies, nous
n'avons rien obtenu.

Le 15 juillet, l'amélioration générale est
remarquable et l'état local présente certaines modifications qui ne sont pas sans
importance ; ainsi, la suppuration est moins
abondante et moins fétide, et la jambe s'est
légèrement inclinée vers la terre, agrandis-
sant l'angle qu'elle faisait avec la cuisse.

Le 15 août, l'amélioration a continué, la
suppuration diminue, la pointe du pied
touche la terre quand il marche appuyé sur
sa béquille.

Le 15 septembre la cicatrisation des
plaies supérieures s'opère, il ne reste plus
qu'un trajet fistuleux qui part de la partie
supérieure de la rotule et se fait jour à la
partie inférieure. La suppuration est presque
insignifiante et l'examen avec le stylet
amène un peu de sang rouge et vif.

Le 15 octobre l'ouverture supérieure de
la fistule est oblitérée, je fais continuer dans

la plaie des injections en lavage avec l'eau
minérale, la suppuration est presque nulle.
La santé générale est bonne, le malade
mange bien, dort bien, fait de longues
courses, il a voulu quitter quelquefois la
crosse pour ne s'appuyer que sur un bâton,
mais il a dû reprendre la crosse à cause des
douleurs qu'il ressent dans le genou en s'appuyant trop longuement sur la pointe du
pied.

Le 16 novembre, plus de plaies. M. T***
est ce qu'il sera toute sa vie. Je lui conseille
de ne jamais plus abandonner sa crosse, de
se soumettre à la cruelle loi qui lui est im-
posée par son ankylose et je l'engage à
reprendre un traitement de bain de mer
aussitôt que la saison le permettra.

Il continue à boire ses deux verres d'eau
minérale et il s'en trouve bien.

OBSERVATION DIX-HUITIÈME

Polysarcie

Mme S*** est âgée de 35 ans, sa constitution est lymphatique. Elle n'a jamais fait
de maladie sérieuse ; avant d'être mariée,
elle était maigre, mince et élancée. Après
son mariage, il y a dix ans, elle a commencé à engraisser. Ses règles ont diminué
dans leur quantité, elle n'a été enceinte
qu'une seule fois et s'est accouchée heureusement. Quand elle sortit de couche, elle
avait *gros ventre* me dit-elle. Depuis lors,
son embonpoint est toujours allé en aug-
mentant, aujourd'hui elle est phénoménale.

Pour remédier à cette grosseur toujours
croissante de sa personne, elle a pris pendant trois mois le sirop de Pagliano, elle
s'est soumise à des fatigues au-dessus de
ses forces, tous les purgatifs drastiques ont
été pris par elle. Elle s'est fait faire par un
bandagiste une ceinture abdominale pour
maintenir, moins apparent, le volume de son
abdomen, rien n'a fait, elle grossit tou-

jours. Tout exercice lui est aujourd'hui
devenu impossible, intolérable et elle se
résigne à vivre sans mouvements, presque
sans boire, mangeant fort peu et ne pou-
vant plus se coucher dans un lit horizontalement.

C'est dans cet état qui dure depuis quatre
ans environ, qu'elle se présente à mon cabinet le 22 mai 1875. Elle mesure nue à la
taille, 1 mètre 85 centimètres.

Je fais arranger un lit sur un plan fortement incliné et fais emmailloter Mme S***
dans un drap mouillé dans l'eau minérale.
Tout le temps qu'elle est dans le maillot,
elle boit de dix minutes en dix minutes un
demi verre d'eau du Roucas-Blanc. En sortant du lit, je lui fais donner une douche
d'eau minérale froide pendant une minute,
à la suite de laquelle un massage énergique
est fait sur tout son corps. Quant elle est
habillée, on lui donne encore un verre d'eau
minérale à boire.

La quantité d'eau qu'elle a bu est de cinq
verres.

Une violente purgation, dix selles envi-

ron, est la conséquence de cette première
médication.

Le lendemain même médication que je
fais continuer sans modification jusqu'à la
fin de son traitement.

Le 18 juin Mme S*** ne mesure plus
qu'un mètre de circonférence. Elle reste
horizontalement dans son lit, fait quelques
courses à pied, mange un peu et n'éprouve
plus les suffocations qu'elle éprouvait avant
de commencer le traitement.

Le 15 juillet, Mme S*** est lasse du traitement et le suspend, disant qu'elle le
reprendra si elle retournait dans son pri-
mitif état. Sa taille ne mesure plus que
87 centimètres ; elle peut se promener,
monter les escaliers, et faire tout ce qu'on
peut faire quand on se porte bien, seulement elle le fait avec plus de lenteur et
moins d'énergie qu'elle ne le faisait il y a
cinq ans avant d'être malade.

Nous sommes au mois de mai 1876 et je
n'ai plus revu Mme S*** Pour moi, c'est
une preuve évidente que son embonpoint
ne s'est pas augmenté et que la polysarcie
ne s'est pas reproduite.

OBSERVATION DIX-NEUVIÈME

Polysarcie avec anémie

Le 29 mai 1875 se présenta à mon cabinet une dame qui me remit la lettre suivante :

26 mai 1875.

Monsieur et très honoré collègue,

*Mme J*** âgée de 33 ans, d'une cons-
titution lymphatique au premier chef;
mère de cinq enfants, vous remettra ces
deux mots de lettre.*

*Il y a chez cette dame une masse adi-
peuse énorme qui a pris des proportions
considérables depuis sa dernière grossesse. Des troubles gastriques accompa-
gnés de troubles fonctionnels variés du
système nerveux placés sans doute sous
l'influence d'une anémie qui devient de
plus en plus accentuée, me font espérer
que les eaux de la source du Roucas-
Blanc pourraient lui faire le plus grand
bien.*

*J'estime que les bains de piscine alter-
nés avec les bains de mer ne tarderont pas
à améliorer l'état de cette malade.*

*Il serait peut-être utile de lui faire ad-
ministrer quelques douches générales de
temps à autre. Je vous laisse le soin d'appliquer ou d'ordonner le modus faciendi.*

*Veuillez agréer, Monsieur et très ho-
noré confrère, l'assurance de mes senti-
ments les plus dévoués.*

VILLARD

médecin en chef des hopitaux,
professeur suppléant à l'é-
cole de médecine, rue Saint-
Jacques 20.

Je soumis Mme J*** au traitement si
judicieusement indiqué par mon honoré et
savant collègue, et le 5 juillet, il ne restait
plus trace d'anémie chez elle, mais la polysarcie persistait et peut-être s'était-elle aug-
mentée.

Je lui conseillai le traitement que je viens
d'indiquer dans l'observation qui précède et
qu'elle suivit avec une exactitude et une
fidélité irréprochables. Le 3 septembre elle
quitta l'établissement complètement réta-
blie.

OBSERVATION VINGTIÈME

Rachitisme, — Scrofules

Mlle C. R*** âgée de 15 ans environ se présente à mon cabinet le 22 juillet 1875. Sa figure bouffie, son nez gonflé, ses yeux rougis, son teint pâle et blafard, ses lèvres décolorées ne laisseraient aucun doute possible sur la nature de sa constitution scrofuleuse, si ce diagnostic n'était encore corroboré par le gonflement de toutes les glandes cervicales et une claudication très-prononcée. Son cou semble rentré dans ses épaules qui sont très élevées, et bien que sa taille paraisse unie et droite, par derrière, elle offre l'apparence d'une personne bossue. Effectivement, les deuxième, troisième et quatrième vertèbres dorsales font saillie au dehors de la ligne du rachis, et sont notablement plus grosses que les autres vertèbres qui ont conservé leur place et leur direction normale.

La claudication que j'ai constaté en la

voyant est due à un grossissement considérable du genou droit qui est le siége d'une
tumeur blanche.

Le cœur et les poumons ne présentent
rien d'anormal, bien que la jeune malade
paraisse oppressée légèrement quand elle
fait une marche tant soit peu rapide.

La maladie a commencé chez Mlle C. R***
dès l'âge de six ans ; on attribua d'abord à
une chûte le gonflement du genou, et les
engorgements glandulaires furent attribués
au repos forcé que nécessita le traitement
de cette première affection. A l'âge de dix
ans, la jeune malade accusa des douleurs
violentes à la région dorsale, peu à peu les
vertèbres firent saillie au dehors par leur
gonflement et le mal de Pott fut dénoncé.

Les traitements iodés et ferrugineux ont
été tour à tour employés ; les bains de mer
ont été pris toutes les années, et pourtant la
maladie a toujours progressé, lentement il
est vrai, mais enfin elle a marché ; aujour-
d'hui le genou, siège de la tumeur blanche,
est gros comme la tête d'un enfant de deux
mois, les vertèbres en saillie sont doulou-

reuses au toucher et la peau qui les recouvre
est rouge, luisante et amincie ; bien que l'on
ne sente aucune fluctuation sous les doigts,
il est facile de prévoir que le moment où
une plaie s'ouvrira sur ce point n'est peut
être pas éloigné.

Aucun symptôme ne fait prévoir que la
menstruation soit prochaine et la pâleur de
la jeune fille semble plutôt dénoncer un état
anémique bien caractérisé.

Mlle C. R*** commence son traitement
le 22 juillet 1875.

*Douche générale d'eau minérale à 22
degrés, température de la source, pendant
un quart d'heure ; pendant toute la durée
de cette médication une douche à lance et
à la pression d'une atmosphère et demie est
dirigée sur le genou, siège de la tumeur
blanche. Boisson de deux verres d'eau
minérale ; ceinture mouillée dans l'eau
de la source.*

Le 20 août pendant que Mme R*** désha-
billait sa fille pour la faire passer à la
douche, elle aperçoit sa chemise tachée de
sang. Je fais suspendre le traitement, c'est

la première apparition des règles qui s'o-
père et l'enfant ne s'en est pas seulement
aperçu.

Le 24 août, le traitement est repris ; la
menstruation avait duré trois jours. Même
prescription.

Le 26 septembre réapparition des menstrues. Mlle R*** prend un teint plus rosé ;
les vertèbres ont considérablement diminué, ainsi que la tumeur du genou, la jambe
s'est allongée et elle marche sans bâton en
s'appuyant sur la pointe du pied ; l'enfant
n'est plus reconnaissable.

Le 20 décembre elle suspend le traitement ; le mal de Pott entravé ne laisse plus
de traces visibles quand Mlle R*** est vê-
tue ; sa taille s'est allongée. Nue, les vertèbres font toujours saillie, mais la peau qui
les recouvre est absolument semblable à
celle du voisinage ; elle dissimule beaucoup
sa claudication par sa manière de marcher
sur la pointe du pied ; l'ankilose du genou
est complète malgré cela. La menstruation s'opère régulièrement chaque mois. Le
teint de cette jeune personne est devenu

blanc et rose, son nez s'est effilé, ses yeux
ne sont plus rouges, ses lèvres bien que
n'étant plus boursoufflées sont restées un
peu grosses, mais cela ne gâte rien à l'ensemble de sa physionomie qui est char-
mante.

Je l'engage à refaire un nouveau traitement pendant toute l'année 1876, à partir
du mois de mai. Nous voici arrivés à cette
époque, je ne l'ai pas encore revue. Vien-
dra-t-elle?

***

Je m'arrête, je ne veux pas multiplier à
l'infini des exemples, qui bien que remarquables, ne feraient que répéter avec quelques variantes, ceux que je viens de citer.
J'ai choisi ces vingt faits sur plusieurs cen-
taines qui composent le fond de ma clinique
d'observations, et j'espère qu'ils suffiront
pour convaincre les lecteurs de l'efficacité
remarquable des eaux du Roucas-Blanc dans
le traitement de toutes les maladies engendrées par le lymphatisme. Rien n'est brutal
comme un fait, j'ai cité des faits, je n'ai

voulu les faire suivre d'aucuns commentaires, d'aucune réflexion de ma part, ils parlent assez d'eux-mêmes pour qu'on puisse les citer sans les commenter.

Je n'ai préconisé ni théorie, ni système ; les malades ne s'intéressent pas à une doctrine théorique ou systématique si brillante, si savante, si ingénieuse qu'elle soit ; ils ne voient que la maladie, ils ne comprennent que le fait pratique, ils ne suivent que l'exemple de ceux qui ont réussi à se guérir des maladies dont ils souffrent eux-mêmes. Pour eux, comme pour les médecins praticiens, l'observation clinique est la seule vérité ; c'est pour cela que je ne me suis permis aucun raisonnement pour expliquer le pourquoi et le comment de la guérison dans les cas que j'ai cités. Les faits sont là, certains, irrécusables, indiscutables; chaque malade les commentera à son gré et les rapprochera du fait qui le regarde.

L'Eau minérale du Roucas-Blanc fera le reste.

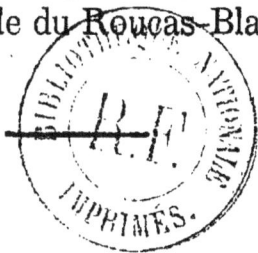

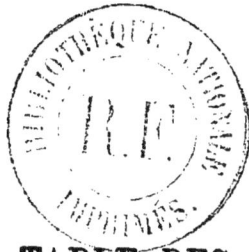

TABLE DES MATIÈRES

OUVRAGES DU MÊME AUTEUR

Clinique d'Accouchements recueillie à la Maternité de Marseille. — In-8°. 1840.

Mémoire sur la Métropéritonite puerpérale et de son traitement. — In-8°. 1841.

Mémoire sur le Magnétisme animal dans ses rapports avec la Médecine. — In-8°. 1843.

Cours de Botanique à l'usage des gens du monde, suivi de quelques études sur le pollen des fleurs. — 1847.

Traité d'Hygiène à l'usage des gens du monde. — In-8°. 1847.

Traité élémentaire de l'art des Accouchements, à l'usage des élèves sages-femmes. — In-8°. 1850.

Mémoire sur l'Accouchement prématuré artificiel. — 1852.

Mémoire sur le Choléra-morbus. — 1re édition, in-8°. 1854.

    Id.   *id.*   2e édition, in-12. 1855.

Journal de Médecine hydrothérapique (1855-1856).

Dissertations sur l'Hydrothérapie. — 1re édition. 1856.

    Id.   *id.*   2e édition. 1858.

    Id.   *id.*   3e édition. 1861.

Clinique d'Hydrothérapie (texte italien). — 2 vol. in-8°. 1864.

Études théorico-pratiques de Gymnastique médicale, hygiénique et orthopédique (texte italien). — In-8°. 1863.

Manuel d'Hydrothérapie (texte italien). — 1867.

Manuel d'Hydrothérapie (texte français). — 1871.

De l'Anémie et de son traitement par l'Eau minérale du Roucas-Blanc associée à l'électricité. — In-8°. 1875.

De la Goutte, du Rhumatisme Chronique, de la Sciatique et de leur traitement par l'eau Minérale du Roucas-Blanc. — In-8° 1876.

www.ingramcontent.com/pod-product-compliance
Lightning Source LLC
Chambersburg PA
CBHW071243200326
41521CB00009B/1607